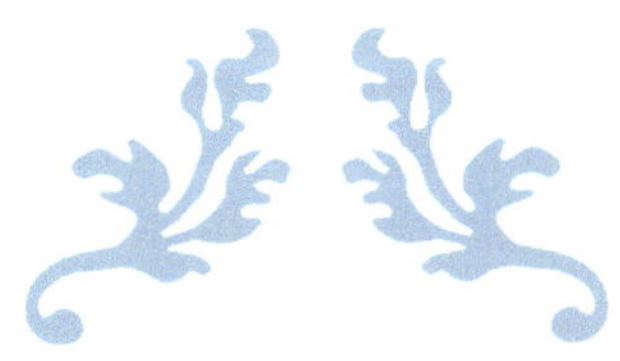

MALADIE DE PARKINSON

Le chemin de la guérison

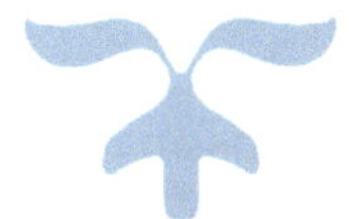

28 OCTOBER 2022

DOCTEUR ALAIN VITIELLO
mpxfr@free.fr

Edition broché sur : https://www.amazon.fr/dp/B0BKSCZNTJ

AVANT- PROPOS

Les découvertes du Dr Hadlock lèvent le voile sur l'origine de la maladie de Parkinson idiopathique. Elles peuvent permettre aux personnes qui débutent les symptômes de la maladie de résoudre rapidement et facilement leurs problèmes.

Pour elle la maladie de Parkinson idiopathique n'est pas une maladie incurable. Elle est en rapport avec l'état physiologique de la mort éminente. Cet état naturel que l'on peut observer dans le règne animal de la fourmi jusqu'aux mammifères est automatiquement réversible dès que le danger est passé. C'est la persistance des effets de cet état qui n'a pas été complètement réinitialisé qui est la cause du déficit en dopamine dans la zone cérébrale du mouvement.

Elle a ouvert la voie de la compréhension de cette maladie, ce qui permet de conduire une thérapeutique adaptée en évitant les effets pervers des médicaments augmentant la dopamine qui agissent sur le cerveau comme une puissante drogue entraînant une dépendance.

Dans les cas de Parkinson idiopathique, les cellules productrices de dopamine de la substance noire ne sont pas mortes elles sont mises en veilleuse et elles attendent le signal que la situation soit sûre pour reprendre leur pleine activité.

Seuls les cas de parkinsonismes induits par les toxines ou les drogues qui détruisent les neurones, sont en déficit pathologique de dopamine.

Dans l'attente que Janice Hadlock publie les traductions de ses recherches en Français, j'ai rédigé ce livret pour l'information des malades et des professionnels de santé Francophones qui ne lisent pas l'Anglais. J'y ai ajouté deux travaux scientifiques intéressants : celui de Georges Pégand (Polytechnicien Français) qui a mis en évidence le rôle du cortex associatif dans les perturbations des systèmes d'auto régulations et celui d'une équipe Danoise qui montre les similitudes entre les symptômes de la maladie de Parkinson et les réflexes de survie dans le monde du vivant. Les deux vont dans le sens de la découverte du Dr Hadlock et consolident sa théorie.

Une théorie construite grâce à la sagacité du Dr Hadlock et aux témoignages des nombreux patients volontaires qui ont permis de la valider.

Pour les patients qui sont médicamentés depuis plus de 3 semaines le chemin sera plus difficile et demandera des efforts de leur part et de leur entourage. La théorie reste pertinente mais l'addiction à la dopamine nécessite une extrême prudence. De nombreux patients médicamentés qui ont tenté un sevrage brutal en sont décédés !

Ces patients devront bien comprendre les effets des drogues sur le cerveau en lisant le livre du Dr Hadlock sur les médicaments.

Comme elle l'explique dans son livre « medications of Parkison disease, once upon a pill » :

(https://pdrecovery.org/publications/)

Le patient est un très mauvais observateur de son propre état. Il est indispensable qu'il soit suivi par son médecin ou neurologue traitant **et** par un conjoint ou un compagnon ayant des compétences dans le domaine du sevrage de L-dopa. La lecture de « Medications... » par tous est indispensable.

Table des matières

Chapitre 1 Introduction

La découverte du Dr Janice Hadlock

Par sa compréhension de la médecine orientale, sa curiosité, sa forte implication dans la maladie de Parkinson, et au hasard qui lui a donné l'occasion de traiter avec succès une jeune musicienne pour des douleurs au pied. Elle avait remarqué des petits symptômes de Parkinson dont la patiente n'avait pas conscience. Ils ont disparu en même temps que la douleur du pied. Lorsque deux autres patients souffrant des mêmes symptômes ont guéri de la même manière, elle s'est posée beaucoup de questions. Pour avoir les réponses elle a contacté une association de Parkinsoniens pour leur demander l'autorisation de les examiner et les traiter bénévolement à titre expérimental. C'est le début de sa quête avec la création d'une équipe de chercheurs à Santa-Cruz (en Californie, USA) et d'un site internet où elle publie les résultats des recherches et les protocoles de soins qu'elle met gracieusement à la disposition sur le site internet http://www.pdrecovery.org sous la forme de quatre livres qui résument ses travaux ;

Recovery from Parkinson: Plus de 300 pages format A4 qui développent les années d'observations et d'études des recherches modernes sur le cerveau et des textes millénaires de la médecine Chinoise qui lui ont permis la compréhension de la physiopathologie de la maladie et l'on conduit à élaborer les techniques de guérison.

Medications of Parkinson's Disease, once upon a pill : un gros morceau (660 pages) qui détaille le mode d'action des médicaments, les dangers du surdosage des dopaminergiques qui sont responsables du parkinsonisme et de l'addiction. Les techniques de sevrage.

Stuck on pause : 200 pages avec des détails sur le réflexe de survie qui est à l'origine des symptômes de la maladie. Les 4 façons de le déclencher et les techniques pour le désactiver.

Inn tui na : 200 pages avec nombreuses photos qui expliquent les techniques de soutien qui permettent d'aider à désamorcer le réflexe de survie, en attirant l'attention du patient sur des blessures anciennes oubliées.

Les découvertes du Dr J. Hadlock concernant la maladie de Parkinson ont résonné en moi et m'ont poussé à lire ses écrits. N'étant pas un spécialiste de la langue Anglaise la traduction m'a demandé beaucoup de temps et de patience. Je pense que la majorité des malades et des médecins n'auront ni le temps ni la patience de décoder ces milliers de pages qui parlent des recherches occidentales pointues puis des notions de médecine traditionnelle Chinoise en passant par des études de cas faisant appel à des technique orientales pouvant rebuter les lecteurs qui n'aurons pas le temps de « briser l'os pour sucer la substantifique moëlle ». C'est donc pour vous le lecteur pressé (malade ou soignant) que j'ai décidé de résumer en Français courant la synthèse de l'œuvre de Janice Hadlock pour vous donner l'envie d'aller plus loin dans la compréhension de ces symptômes. Les notions de physiologie qui soutiennent les traumatismes importants mettant la vie en péril sont importantes pour expliquer de nombreux symptômes qui se manifestent lorsque les régulations pour lutter contre un traumatisme ne sont pas complètement réinitialisées à l'état normal. C'est le cas pour la maladie de Parkinson idiopathique.

La maladie de Parkinson

C'est un médecin Anglais, le Dr James Parkinson qui l'a magistralement décrite en 1817 sous le nom de paralysie tremblante ; Il a regroupé sous ce terme un certain nombre de symptômes qui paraissent n'avoir aucun rapport entre eux et qui pourtant semblent exprimer une état physiologique identique encore inconnu. Charcot remarqua de fortes relations avec les dépressions, catatonies et autres troubles psychiques qui l'ont conduit à classer la maladie de parkinson dans le groupe des névroses...

En 1917, dans les suites de la pandémie d'encéphalite léthargique (maladie du sommeil), Von Economo (médecin Autrichien) constate des lésions cérébrales inflammatoires au niveau de la substance noire (locus niger) chez de nombreux patients décédés. Chez les survivants persistent d'importantes séquelles parmi lesquelles il y a de nombreux symptômes communs avec la maladie de parkinson.

Ce n'est qu'en 1960 que le constat est fait de la pauvreté en dopamine des zones cérébrales lésées.

Et c'est à partir de 1967 que l'usage de la L-dopa pour traiter les symptômes de la maladie de parkinson a commencé. Le Dr Cotzias administra des doses massives de L-dopa chez des Parkinsoniens avancés et obtint des résultats spectaculaires.

Puisque ses malades (séquelles de post encéphalite) présentaient des troubles ressemblant à la maladie de Parkinson, le Dr Oliver Sacks utilisa également la

Ldopa pour traiter ces restes de la maladie du sommeil avec, dans un premier temps, des effets miraculeux mais par la suite dramatiques sur ces malades qui n'étaient pas des parkinsoniens idiopathiques.

Le fait que la Ldopa corrige (dans un premier temps) les symptômes de la MP ne signifie pas que le manque de dopamine est la cause de la maladie. Nous verrons plus loin que c'est l'inverse. Corrélation n'est pas causalité.

Malgré tout en 2022 elle reste encore, pour la majorité des sachants, d'origine inconnue d'où son qualificatif d'« idiopathique ».

Pour la HAS (Haute Autorité de Santé): « Maladie dégénérative de cause inconnue, touchant l'ensemble des systèmes...... Cette dégénérescence a pour conséquence la mort neuronale par apoptose. » https://www.has-sante.fr/upload/docs/application/pdf/2012-04/guide_parcours_de_soins_parkinson.pdf (2016)

Pour France Parkinson (Association de malades) : « La maladie de Parkinson est une maladie neurologique dégénérative, les neurones dopaminergiques (situés dans la substance noire du cerveau) sont touchés et dégénèrent ; puis disparaissent progressivement. La fonction de ces neurones est de fabriquer et de libérer la dopamine. » (2022)
https://www.franceparkinson.fr/la-maladie/presentation-maladie-parkinson/comprendre-mecanisme

Cette vision de la maladie de Parkinson résultant de la mort des neurones qui produisent la dopamine est mise en doute par quelques chercheurs. La baisse de production de dopamine n'est pas forcément liée à l'apoptose. Les cellules sont toujours vivantes mais elles ne travaillent plus, elles restent en dormance, prêtes à redémarrer.

Trois mécanismes qui provoquent une panne de la signalisation de la dopamine : Jakob K. Dreyer Journal of Neuroscience 10 septembre 2014 :

https://www.jneurosci.org/content/34/37/12444

C'est la piste de la mise en dormance des neurones producteurs de dopamine pour le centre du mouvement qui est suivie par la Dr Janice Hadlock.

Mise en garde

Si vous avez la maladie de Parkinson et que vous êtes sous médicaments qui augmentent la dopamine depuis plus de 3 semaines, vous ne devez pas essayer de guérir à l'aide des techniques du Dr Hadlock avant d'avoir lu son livre « Medications of Parkinson's **Disease, once upon a pill ».**

http://www.pdrecovery.org

En résumé, la dopamine est une drogue très puissante qui provoque une addiction en quelques jours chez les personnes qui n'ont pas la maladie de Parkinson. Tandis que le parkinsonien qui est en « pause » inhibe la production et l'usage de sa dopamine pour la zone motrice (ce qui le rend plus tolérant aux apports externes de dopaminergiques). Mais une fois guérit, son inhibition cesse. Sa propre production s'additionne aux apports extérieurs et va provoquer des effets de surdosages. Pour compliquer le travail de sevrage, s'il stoppe les apports externes il se sentira mieux pendant quelques jours puis de plus en plus mal. …

Voyons pourquoi ?

La L-dopa absorbée par la bouche va se concentrer dans le sang et passer (en partie seulement) dans le cerveau. (Barrière hémato-encéphalique). Dr Hadlock estime à 90 jours le temps nécessaire pour que le cerveau contienne une dose en équilibre stable avec la dose sanguine. Pendant le sevrage la diminution de la concentration cérébrale sera lente (toujours à cause de la barrière hémato-encéphalique) il faudra 90 jours pour éliminer en totalité le dernier comprimé avalé.

Si la « pause » est active depuis longtemps, la reprise de la synthèse de dopamine dans la zone du mouvement va redémarrer lentement. De plus, pendant cette longue période, l'augmentation de la Ldopa pharmaceutique intra cérébrale aura dépassé les seuils fixés par le programme génétique de mise en pause dans toutes les zones du cerveau. Cela induit une rétroaction de réduction de la production naturelle de dopamine dans tout le cerveau. Lors du sevrage, c'est la totalité des zones cérébrales qui ont été mises au repos pour la production de dopamine et qui vont se trouver en état de manque.

La reprise massive de Ldopa par voie externe pour remédier à un état de manque sera sans effets pendant plusieurs jours (à cause de la barrière hémato encéphalique qui retarde et réduit le passage des produits sanguins dans le cerveau.) L'arrêt cardio respiratoire est très possible. C'est la raison pour laquelle le sevrage est si délicat.

Ne jamais tenter de guérir tout seul si vous êtes sous traitement dopaminergique. Vous devez d'abord bien comprendre le mode d'action de la dopamine et les effets de la rétroaction physiologique.

Parler en à votre médecin, Il connait parfaitement la rétroaction sur les glandes surrénales lors des traitements par de la cortisone au long cours. Éveillez sa curiosité, en lui faisant lire ce livret, et laissez-vous surveiller quotidiennement par votre conjoint ou un tiers de confiance, faites-leurs lire les travaux du Dr Hadlock et demander leur de vous guider.

Les procédures et les suggestions contenues dans ce livre ne sont pas destinées à remplacer la consultation de votre médecin. Toutes les questions concernant votre santé nécessitent une surveillance médicale que ni l'auteur ni l'éditeur ne s'engagent à fournir.

Les malades pionniers de la recherche se sont obligés à tenir un cahier dans lequel ils notaient pour chaque jour l'heure des prises et le dosage des médicaments avec les effets observés. Vous pouvez utiliser les fiches de suivi fournies par les associations de malades.

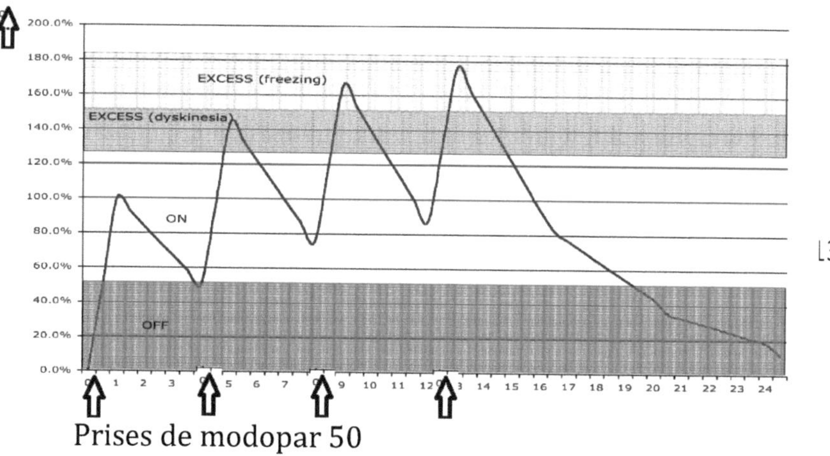

Prises de modopar 50

On constate sur ce graphique qu'à partir de la 2ème prise la dose est légèrement trop forte, le cumul des prises successives entraîne dyskinésie puis blocage. Garder en mémoire que pour obtenir une dose équilibrée et stable dans le cerveau, il faudra jusqu'à 90 jours de prise régulière d'une même dose par la bouche.

Les réflexes de survie, la thanatose

La vie est une lutte permanente pour maintenir l'équilibre (l'homéostasie de Claude Bernard)

> *Les formes d'homéostasie les plus profondes et les plus générales s'opèrent « automatiquement », à l'insu de tout contrôle conscient. Ces activités, qui se déroulent dans tous les organismes soumis à des stress, mettent en jeu des mécanismes profondément complexes, encore très mal connus. Nos forces les plus profondes et les plus mystérieuses proviennent de ces niveaux.*
> *Oliver Sacks, 50 ans de sommeil, Edition du Seuil avril 1987, pour la traduction Française.*

En fonction de la nature et de l'intensité du danger le centre de pilotage des réflexes va mettre en action une réponse adaptée à l'agression.
Par exemple si vous êtes agressé par le froid, vos vaisseaux cutanés vont se contracter pour que le sang rentre à l'intérieur du corps ou il pourra refroidir moins vite. Lorsque la température revient à la normale les vaisseaux cutanés reprennent leurs diamètres habituels. En cas d'agression par la chaleur la réponse automatique et indépendante de votre

volonté va dilater les vaisseaux cutanés, et si besoin déclencher la sueur. Si vous êtes agressé par le bruit, votre seuil auditif va se modifier pour amortir le bruit. C'est pourquoi lorsque vous quittez un environnement bruyant, vous semblez être un peu sourd.

Ainsi il existe toute une panoplie de réponses réflexes qui sont mises en jeu et désactivées de façon automatique en fonction des circonstances. Lire à ce propos la publication de Kasia Kozlowska , Peter Walker , Loyola McLean , Pascal Carrive sur la peur et la cascade de la défense des humains :
https://pubmed.ncbi.nlm.nih.gov/26062169/

Le réflexe de survie, est automatique et il s'exprime dans les situations qui mettent en danger. Là encore il y a une panoplie de réponses automatiques en fonction de la nature du danger et de ses effets sur le corps. (Effets réels ou supposés). Janice Hadlock a nommé cet état physiologique « pause ». Ce n'est pas le sommeil, ce n'est plus l'éveil. La médecine Chinoise traditionnelle appelle cet état « s'accrocher à la vie ». Certains évoquent un état de mort imminente. C'est un état qui commence à être étudié en médecine occidentale et qui fait parler beaucoup de personnes qui ont vécu des expériences de mort imminente et en sont revenus. Il est difficile de se faire une idée à partir de l'avalanche de témoignages des gens qui ont vécu ce phénomène et qui le décrivent avec leur vocabulaire et selon leurs croyances. Il est clair que ces expériences ont à voir avec le réflexe de survie.

Voir à ce sujet l'étude scientifique Danoise résumée ci-dessous Publiée le 22 juin 2021 :
« L'origine évolutive des expériences de mort imminente : une enquête systématique Constance Peinkhofer , Charlotte Martial , Hélène Cassol , Steven Laureys , Daniel Kondziella Hôpital universitaire de Copenhague , Copenhague 2100, Danemark *Communications cérébrales* , volume 3, numéro 3, 2021, fcab132, https://doi.org/10.1093/braincomms/fcab132

« La thanatose ou simulation de la mort est une stratégie de survie dans le règne animal.
Nous étudions l'hypothèse selon laquelle la thanatose serait l'origine évolutive des expériences de mort imminente chez l'homme. »

« *L'œuvre a été créée pour le présent article et publiée avec la permission de l'artiste, Frits Ahlefeldt, Copenhague, Danemark.* » (Voir les commentaires sur cette illustration en page 24)

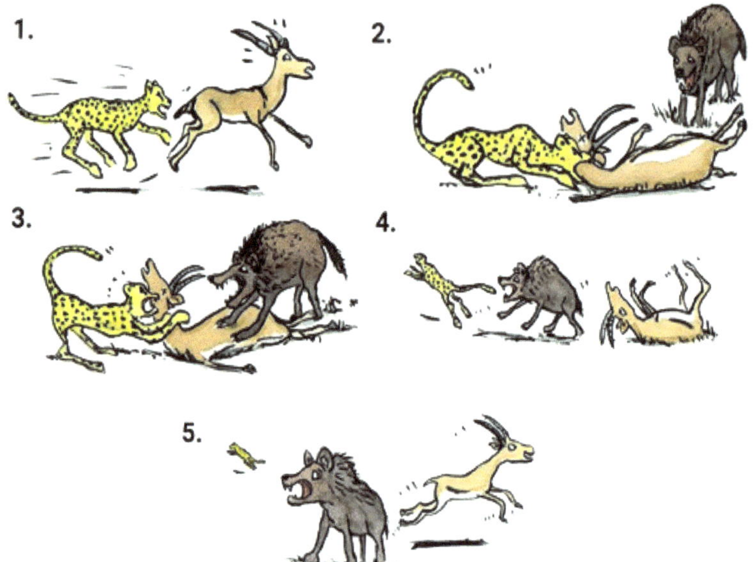

Résumé de l'étude

« Les expériences de mort imminente sont connues de toutes les régions du monde, à différentes époques et dans de nombreux contextes culturels. Cette universalité suggère que les expériences de mort imminente peuvent avoir une origine et un but biologiques. En adhérant à un protocole préenregistré, nous étudions l'hypothèse selon laquelle la thanatose, alias la simulation de la mort, un mécanisme de défense de dernier recours chez les animaux, est à

l'origine évolutive des expériences de mort imminente. Nous montrons d'abord que la thanatose est une stratégie de survie hautement préservée qui se produit à tous les nœuds majeurs d'un cladogramme allant des insectes aux humains. Nous montrons ensuite que les humains attaqués par des prédateurs animaux, humains et « modernes » peuvent vivre à la fois des expériences de thanatose et de mort imminente, et nous montrons en outre que la phénoménologie et les effets des deux se chevauchent. En résumé, nous construisons une ligne de preuves suggérant que la thanatose est le fondement évolutif des expériences de mort imminente et que leur objectif biologique partagé est le bénéfice de la survie. Nous proposons que l'acquisition du langage a permis aux humains de transformer ces événements relativement stéréotypés simulant la mort sous des attaques prédatrices en des perceptions riches qui forment des expériences de mort imminente et s'étendent à des situations non prédatrices. »

Cette étude met en avant l'atonie musculaire profonde qui est commune au règne animal et qui peut se voir en dehors des situations de mort imminente. En effet comme le signale Kevin R. Nelson : https://doi.org/10.1093/braincomms/fcab138

> *« L'atonie et l'immobilité renforcent de nombreuses stratégies de survie. L'immobilité des insectes peut représenter une évaluation de la menace. L'immobilité prend également en charge le camouflage et ne simule pas la mort. Les lapins gèlent, immobiles mais pas atoniques, pour améliorer les chances de ne pas être détectés par les prédateurs. Chez les rats, le gel signale un danger pour les autres. Le mouvement des proies déclenche des attaques de prédateurs, comme le couguar nord-américain, ce qui incite les experts de la faune à déconseiller de courir lorsque les humains affrontent ce félin. Les chats transportent leurs petits en lieu sûr en les soulevant par la peau du cou, provoquant une atonie réflexe. »*

Cette atonie musculaire qui est utilisée dans de nombreuses situations, si elle n'est pas complètement renversée lorsque la situation est redevenue sûre permet de comprendre la genèse de la maladie de Parkinson dans laquelle les symptômes principaux concernent les mouvements et le tonus musculaire. C'est ce que Janice Hadlock a décrit dans ses livres sur plusieurs centaines de pages et que je résume dans ce « digest ».

Les symptômes de la maladie de Parkinson

Nous verrons plus loin que cette maladie qui peut débuter très tôt après un traumatisme initial, évolue en général lentement, des dizaines d'années avant que les symptômes deviennent évidents avec les 4 signes principaux :

1 - Pauvreté du mouvement, avec difficulté pour le démarrage de la marche, difficulté pour passer de la position assise à debout.... Cette pauvreté se rencontre aussi au niveau de l'écriture (micrographie) ; au niveau du visage qui est figé et inexpressif ; au niveau de la voix qui perd sa puissance et ralentissement de l'élocution ; au niveau intestinal qui devient paresseux et répond mal aux laxatifs ;

2- Rigidité musculaire entraînant le phénomène de la roue dentée lorsque l'on mobilise les articulations.

3- Le tremblement de repos débute souvent entre le pouce et l'index donnant l'impression de rouler une cigarette ou de rouler une pilule. Au fur et à mesure de l'évolution le tremblement se généralise.

4- une instabilité posturale légère au début, elle finit par donner l'impression d'une démarche ébrieuse, on l'appelle démarche festinante.

Le problème, pour un diagnostic précoce c'est que ces symptômes, s'ils sont isolés voir même en duo, ne sont pas caractéristiques de cette maladie. Et comme il n'existe pas encore d'examen paraclinique fiable, le diagnostic peut être fait à tort sur la base de ces symptômes qui peuvent se rencontrer dans de nombreuses autres maladies.

Le plus souvent le diagnostic est fait à un stade avancé de la maladie à un stade ou le patient réclame un traitement. L'idéal est de détecter le Parkinson à un stade ou à un moment où le patient n'aura pas encore reçu des médicaments. Car c'est à ce moment que la guérison est rapide et sans danger. Nous verrons au chapitre 5 que les médicaments dopaminergiques induisent des réactions cérébrales qui rendent la guérison dangereuse !! C'est pourquoi le protocole de traitement doit être rigoureux comme vous le verrez plus loin. Janice Hadlock recense tous les petits signes qui permettent de suspecter la maladie. (Dans son livre « guérir du parkinson », chapitre 15)

L'aspect général de tristesse, difficulté à sourire, atonie des muscles du visage, port de la tête en avant, visage inexpressif, bras légèrement fléchis, buste penché vers l'avant. On peut constater à la marche une perte du balancement des bras généralement d'un seul côté, ou une mauvaise synchronisation du balancement des bras avec la marche. La rigidité musculaire peut se manifester sous la forme de troubles respiratoires, des difficultés à la déglutition, une atonie des lèvres responsable d'écoulement baveux.

Il faut se souvenir que le mouvement est mis en action par des paires de muscles opposés, lorsqu'un muscle se contracte celui qui fait le mouvement inverse se détend. La rigidité musculaire chez les Parkinsons s'accompagne d'une atonie dans les muscles opposés.

Le tremblement et l'atonie peuvent se manifester n'importe où dans le corps et pas seulement au niveau de la main., du visage aussi bien que sur le tronc et les membres inférieurs.

Lire à propos de la personnalité du Parkinson « Guérir du parkinson », chapitre 16). Par ailleurs, si la personnalité des Parkinsoniens peut présenter une caractéristique, une étude de 2011 a prouvé qu'elle n'était pas en cause dans la genèse de la maladie. (Traits de personnalité chez les patients atteints de la maladie de Parkinson : évaluation et implications cliniques Michèle Poletti, Ubaldo Bonucelli Département de neurosciences, Université de Pise, Pise, Italie.
https://pubmed.ncbi.nlm.nih.gov/22083431/)

La persistance possible de la sensation de danger, qui est un vestige de l'hypervigilance du réflexe de survie, modifie le caractère du malade qui restera hypervigilant, toujours prêt à anticiper le danger. Cela peut expliquer sa méfiance pouvant aller jusqu'à la paranoïa ; ainsi que de nombreux traits de personnalité.

Liste de symptômes pouvant évoquer la MP :

Anxiété, pensée circulaire, « les pensées sont en boucle »

Bâillements (absence de). Les bâillements excessifs sont signe de dyskinésie.

Ronflement : pouvant être grave,

Apnée du sommeil

Sensation d'être « Hors du corps »

Insomnie

Paranoïa

Inhibition de la visualisation imaginaire

Problèmes de proprioception – incapacité de savoir où se trouve une partie du corps si l'on ne la regarde pas

Inhibition de la voix, voix douce

Incapacité ou difficulté à pleurer ou à partager des émotions négatives ou profondément personnelles.

Pression artérielle trop basse : « hypotension orthostatique »

Froid : syndrome de Reynaud, peau froide sur les joues

Picotements, démangeaisons ou brûlures à l'intérieur de la cheville

Démangeaisons de la peau sans raison apparente

Bave, excès de salive

S'étouffer avec « rien », avec de la salive, s'étouffer douloureusement en mangeant

Constipation résistante aux laxatifs

Tendance à la nausée pour « aucune raison »

Troubles de la Déglutition, fausses routes

Douleur : entre les omoplates et la colonne vertébrale en essayant de s'asseoir droit

Rides du front : surutilisation des sourcils et des muscles du front

Clignotement ou affaissement minimal ou lent des Paupières

Diminution ou perte de l'expression faciale

Pied : crampes, décoloration grisâtre ou bleuâtre, chute du pied, boiterie

Immobilité : l'initiation au mouvement est difficile ou nécessite une concentration mentale puissante

Balancement des bras : inhibé, ralenti ou se balançant avec des coudes qui dépassent sur les côtés. Uni ou bilatéral.

Engourdissement ou faiblesse des doigts, en particulier dans l'index et le pouce

L'écriture est petite, micrographie

Phobie extrême de l'aiguille, évanouissement après avoir été aiguilleté

Douleur au biceps due à la rigidité

Douleur dans l'aine sans « aucune raison », dans les jambes de « bois »,

« Vibration », « vide » ou « picotements étrange », dans les molaires du bas, n'importe où dans le corps pour « aucune raison » ou qui ne peut pas être expliqué

Déformation Posturale, tête tirée vers l'avant

Syndrome des jambes sans repos

Le palais se sent tombé dans la cavité buccale

Peau : séborrhée sur les côtés du nez et/ou des joues

Sinusite

Odorat : perte de l'odorat ou malodorie (tout sent mauvais)

Perte de sens du goût, épisodes de goût métallique dans la bouche

Exagération du réflexe de sursaut : Hyper réactions aux bruits soudains.

Spasmes de la gorge qui semblent fermer les voies respiratoires

Dents : les molaires du bas sont facilement fissurées, ont une absence ou une dégénérescence des racines

Orteils : engourdissement, curling, candidose

Tremblements dans les doigts, les mains, les jambes ou le visage

Difficulté pour se retourner au lit est en raison de la rigidité musculaire le long du torse

Difficulté pour se tourner sur le côté en marchant.

Les déclencheurs de reflexes de survie

La prédominance des troubles du mouvement est le témoignage de la persistance de résidus d'un réflexe de survie basé sur l'immobilité qui ne s'est pas complètement éteint.

Ces réflexes sont mis en route par des traumatismes graves pouvant être mortels. Une cause fréquente sur la planète depuis le début des temps c'est la prédation.

L'animal le plus fort mange le plus faible. Nous avons vu que la thanatose est une stratégie fréquente depuis les insectes jusqu'aux mammifères.

Les chocs violents pouvant mettre K.O ou laisser hébété, les perforations et coupures entraînants un saignement, les secousses et tout ce qui peux rappeler la saisie entre les mâchoires puissantes du prédateur qui remue sa proie de gauche à droite pour la déchiqueter, réveillent ce réflexe.

À ces chocs s'ajoutent toutes les situations où la sensation de mort imminente est présente. C'est le cas d'un début de noyade, ou d'une asphyxie ou d'une agression par étranglement.

Il peut s'agir également d'un choc émotif extrême.

Cette énumération est donnée à titre d'exemple et elle n'est pas limitative.

Il s'agira donc de retrouver le traumatisme qui a mis en action ce réflexe. La recherche sera aidée par les symptômes constatés. Dans l'expérience du Dr Hadlock, la majorité de ses malades Parkinsoniens (95%) présentaient un problème de pause auto induite : ils se sont donnés eux-mêmes l'instruction de ne ressentir aucune douleur dans tout le corps et souvent depuis l'enfance.

5% présentaient une dissociation des lésions du pied pouvant remonter à l'enfance. Pour le reste il s'agissait de traumatismes crâniens, de l'épaule, du genou de la colonne vertébrale ou d'une autre partie du corps. Il pourrait également s'agir d'un traumatisme psychique violent également. En résumé dans toutes les circonstances dramatiques où le cerveau perçoit une situation à risque important voire de mort imminente, un puissant réflexe de survie est mis en œuvre.

La Dr Hadlock décrit les façons de réveiller ce réflexe. Dans son livre « bloqué en pause » elle détaille les moyens de les diagnostiquer et les traitements pour les désactiver. Il s'agit de la « pause » et de la « dissociation » qui peuvent être naturelles ou auto-induites. Ces états ont beaucoup de points communs et peuvent conduire à la maladie de Parkinson.

Pour simplifier on peut distinguer 2 tableaux :

Il y a un tableau de symptômes naturels mis en route par la biologie et un autre auto-induit mis en route par la volonté du sujet.

Il est important de connaître de quel tableau il s'agit car le traitement est spécifique pour chacun.

Le pseudo-Parkinson (Parkinsonisme)

Il s'agit des symptômes de Parkinson induits par des médicaments, des drogues de rue ou des toxines. Ils ont la particularité d'être constants tout au long de la journée. Ils apparaissent souvent du jour au lendemain.

Alors que dans la MP idiopathique ils peuvent disparaitre quelques heures ou quelques jours et s'améliorer ou s'aggraver en fonction des circonstances ou de l'humeur. Disparaître au cours des périodes de vacances ou festives et réapparaître ou s'intensifier si la personne se sent épiée, jugée sur son activité ou si la situation est perçue comme à risque.

La MP idiopathique présente des symptômes le plus souvent d'un seul côté tandis que le parkinson induit par les drogues présente d'emblée des signes symétriques sur lesquels la Ldopa est sans effet. Tandis que l'apomorphine est efficace. Ce qui peut servir de test pour déterminer s'il s'agit d'un Parkinson idiopathique ou pas.

Il existe quelques maladies qui provoquent un syndrome parkinsonien atypique :

La paralysie supranucléaire progressive,
La démence avec corps de Lewy,
L'atrophie multisystémique, etc…

La plupart des Parkinsons atypiques sont liés à la prise de médicaments psychotropes, ou à des drogues de rue ou à des toxines.

Amphétamines utilisées en tant que stimulant,
Opioïdes à titre récréatif ou analgésiques
Neuroleptiques (Métoclopramide, antivomitif)
Phénothiazines (Prochlorpérazine, traitement des psychose aigues mais aussi des allergies)
Benzodiazépines (anxiolythiques et somnifères)
Lithium à long terme
Réserpine (anti hypertenseur)
Acide valproïque (Dépakine)

Ces médicaments sont commercialisés par différents laboratoires sous différents noms et il est très facile de s'intoxiquer en absorbant plusieurs fois la même molécule sous un nom différent. Si vous suspectez avoir un début de maladie de Parkinson vous devez être extrêmement vigilant avec tous les médicaments et bien lire les notices présentes dans leurs boites. De même avec les drogues récréatives, ne pas céder au chant des sirènes des cannabinoïdes.

Le traitement par Ldopa lui-même provoque des altérations cérébrales.

Plus de détails sur les effets des médicaments sur le cerveau au chapitre 5 et sur les livres du Dr Hadlock

Quelques produits chimiques ont été liés à la maladie ou à des symptômes qui la rappelle.

Les plus connus sont : Chlore, trichloroéthylène, manganèse, mercure, thymérosol, roténone.

Chapitre 2 Les principaux tableaux cliniques

La pause biologique (naturelle)

Cet état est illustré par la thanatose de l'animal au cours de la séquence de chasse d'un puma (dessins page 17) :

n°1 L'impala qui est coursé par le puma est inondé d'adrénaline et d'endorphine qui inhibe la douleur. C'est la réaction de stress version fuite car l'impala n'est pas armé pour le combat.

n°2 Le puma a saisi le cou entre ses crocs et commence à le secouer pour le saigner et le tuer. L'impala comprend qu'il n'y plus d'espoir, et déclenche de façon innée le réflexe de pause : immobilité flaccide et rigide à la fois et vasoconstriction cutanée.

n°3 Une hyène arrive et veut voler la proie. Le puma lâche sa proie et s'éloigne. La hyène mordille l'impala qui reste immobile comme s'il était mort. Mais tous ses sens sont en éveil pour évaluer la proximité du danger.

n°4 le puma reste dans les parages et la hyène le course un peu pour l'éloigner afin de déguster son repas en paix..

n°5 l'impala a évalué la possibilité d'échapper au prédateur et son cerveau va déverser une charge de noradrénaline (plus puissante que l'adrénaline surrénalienne) pour détaller à toute vitesse.

Cette séquence de chasse a été filmée dans la savane Africaine et vous pouvez la regarder sur YouTube :

https://youtu.be/JqlGjX1MtVg

Les humains ont hérité de ces comportements au cours des millions d'années de leur évolution. Les fonctions motrices sont toutes déconnectées. Les muscles lisses peuvent perdre leur tonus provoquant pertes fécale et urinaire. Perte de connaissance possible ou état de brouillard mental. Des vomissements sont possibles. La pression artérielle et la fréquence cardiaque diminuent, la peau refroidit, la sueur peut sortir par relâchement des pores. Les endorphines calment et anesthésient toute douleur. Les pensées sont concentrées sur l'évaluation du risque. Les perceptions visuelles, auditives, et olfactives sont décuplées les perceptions visuelles peuvent être vécues comme si on était à l'extérieur de son propre corps. La zone de l'imagination reconstitue la scène en fonction de toutes ses perceptions et de la mémoire de la nature et des acteurs présents.

Ce réflexe de « pause » peut se déclencher à l'occasion d'un traumatisme important (chute de vélo, accident, bagarre, traumatismes divers au travail ou en sport, intervention chirurgicale avec larges cicatrices, noyade, électrocution etc...).

Dans son livre « musicophilia », le Dr Oliver Sacks rapporte le récit d'un chirurgien foudroyé dans une cabine téléphonique alors qu'il venait de raccrocher :

« ....un jet de lumière jailli de l'appareil et m' atteint en plein visage... je me revois voler vers l'arrière , ensuite j'ai volé vers l'avant et je me suis vu allongé sur le sol. Je me suis dit que j'étais mort, j'ai vu des gens autour de moi et j'ai remarqué une femme qui semblait accomplir

des gestes de réanimation cardio respiratoires. Je flottais au-dessus et en reprenant conscience j'aperçus mes gosses qui n'avaient rien. Après quoi je me suis retrouvé au milieu d'une lumière blanc bleuâtre…. un immense sentiment de bien-être et de paix m'a envahi … les hauts et les bas de mon existence défilant sans aucune émotion, pure extase…. Merveilleux, jamais je ne me suis senti aussi bien…. Puis d'un coup le réveil avec douleurs au visage et au pied (liés aux brulures au point d'entrée et de sortie de la foudre) Il tenta de dire à la femme de le laisser où il était, mais c'était trop tard le voilà revenu dans le monde des vivants ».

Il refusa l'hospitalisation et rentra chez lui par ses propres moyens. Le trajet lui sembla interminable. Examiné par un ami cardiologue le jour même qui supposa qu'il avait fait un arrêt cardiaque, mais sans séquelles à l'ECG. Il reprit ses activités professionnelles 15 jours plus tard après examens EEG et IRM normaux. Pour seule séquelle léger troubles de mémoire.

C'est une description du déclenchement du réflexe de survie(mode pause du Dr Hadlock) perte de connaissance avec anesthésie profonde de la douleur mais avec persistance de l'attention sur l'environnement et une vision du dehors de son corps.

Dans ce cas il est important de laisser le temps à l'organisme de récupérer du choc afin que la pause puisse se désactiver complètement de façon naturelle. Cela n'a pas été le cas pour ce patient qui a refusé la prise en charge et a gagné son domicile. On ne sait pas si dans les suites sur le long terme il a développé un parkinson…

La dissociation biologique

C'est une variante mineure de la pause qui consiste à déconnecter de la conscience seulement une partie du corps blessée (blessures de la cheville ou du genou ou quoi que ce soit qui peut handicaper). Lorsque la blessure se produit à un moment ou dans un lieu inadapté le cerveau va inhiber la douleur et prendre les mesures pour que vous puissiez atteindre un lieu sûr ou vous pourrez soigner votre blessure.

Si la dissociation n'est pas annulée, la récupération ne sera pas complète et la zone restera fragile.

La pause et la dissociation auto-induites

Ces deux états biologiques qui se mettent en œuvre automatiquement par voie réflexe peuvent être induits volontairement à l'aide d'une instruction que l'individu s'ordonne. Par exemple, de ne plus ressentir une douleur sur une partie du corps ou sur le corps en entier. L'ordre de s'engourdir peut concerner aussi bien les douleurs physiques que les douleurs émotionnelles. Si l'induction réussit elle ne s'arrêtera que si l'individu aura prévu d'avance, comme dans les cas des suggestions hypnotiques, un mot ou une phrase qui servira de déclic pour la désactivation.

Ici encore si la dissociation persiste la zone blessée ne pourra pas être réparée efficacement et évoluera vers une aggravation au fil des années.

Janice Hadlock estime à 95% le pourcentage de malades du Parkinson qui utilisent cette capacité d'auto induction.

En résumé,

Le Dr Janice Hadlock nous explique que dans des situations de traumatismes importants pouvant mettre la vie en péril, le cerveau déclenche un réflexe de survie dont les caractéristiques principales sont la mise en veilleuse du centre de la motricité avec une rigidité musculaire et atonie avec sécrétion d'endorphines pour contrer douleurs. Les centres de la vigilance restant hyperactifs pour détecter un créneau de possibilité de fuite. Si cela se présente le cerveau sécrétera une volée de noradrénaline.

Lorsque la situation devient sûre le cerveau réactive la sécrétion de dopamine dans la zone du mouvement et la physiologie habituelle à prédominance para sympathique.

Si la situation évolue un peu plus vers la mort, le cerveau libère des endorphines qui provoquent les sensations que décrit le rescapé de la foudre :

« Après quoi je me suis retrouvé au milieu d'une lumière blanc bleuâtre.... Un immense sentiment de bien-être et de paix m'a envahi ... les hauts et les bas de mon existence défilant sans aucune émotion, pure extase.... Merveilleux, jamais je ne me suis senti aussi bien.... »

Si la situation ne revient pas complètement à la normale, les cellules dopaminergiques resteront plus ou moins en sommeil et le cerveau compensera la dormance des neurones de la zone du mouvement par une sécrétion accrue dopamine neurale qui sera convertie en noradrénaline en cas d'urgence. Mais au fil des années la production de noradrénaline va s'appauvrir et les symptômes de la maladie de Parkinson vont devenir de plus en plus visibles.

On peut lire sur le *guide du parcours de soins - maladie de Parkinson* page 76 (édition 2016, sur le site internet de la HAS en juillet 2022) :

« Il n'existe pas de traitement curatif de la MP. En 2011 il n'y a pas de données fiables confirmant l'hypothèse d'une activité neuroprotectrice de la lévodopa, des agonistes dopaminergiques, de la rasagiline, de la sélégiline, de l'amantadine, du coenzyme Q 10, ou de la vitamine E.

En l'absence de retentissement moteur les traitements médicamenteux antiparkinsoniens ne sont pas indispensables. »

Ceci confirme l'hypothèse du Dr Hadlock que la majorité des malades de Parkinson sont dans un état physiologique qui force l'organisme à freiner le mouvement ce qui implique la mise au repos des cellules de la zone du mouvement qui sécrètent la dopamine. Et, justifie la prise de Ldopa pour favoriser le mouvement par cet apport compensatoire du précurseur de la dopamine.

Nous allons maintenant examiner les possibilités de traitement lorsque le malade n'est pas encore médicamenté. Le cas du malade sous médicaments dopaminergiques sera examiné au chapitre 5.

Chapitre 3 Déterminer le réflexe en cours

Pour le Dr. J.H. La maladie de Parkinson est constituée par un résidu de symptômes qui sont la conséquence d'un réflexe de survie (qu'elle appelle « Pause »). Nous avons vu que ces symptômes ne sont pas spécifiques et peuvent se rencontrer dans d'autres pathologies et par ailleurs il n'existe encore aucun signe d'examen biologique ou radiologique qui soit caractéristique d'une pause naturelle ou auto-induite.

Il faudra s'aider en recherchant la présence de symptômes d'appel pour suspecter le traumatisme originel. Ensuite, les techniques de traitement étant différentes, il faudra déterminer s'il s'agit d'un tableau naturel ou auto-induit

Nous disposons de plusieurs outils pour faire cette recherche. Ils vont permettre démêler l'affaire. Voyons cela en quatre points

1. L'anamnèse
2. La visualisation
3. Parler à un ami invisible
4. Écouter son corps dans le silence de la pensée. (La psycho-intégration - Silence de la pensée Georges Pégand)

1 . Recherche des signes d'appel

Rechercher dans l'anamnèse (Historique, antécédents) les situations vécues, dans lesquelles on pourra retrouver des déclencheurs naturels du mode pause tels que la perte excessive de sang, la perforation excessive de la peau, la quasi-noyade, le choc anaphylactique, électrocution, et la commotion cérébrale, la peur intense, les brulures étendues, les piqures d'insectes, les interventions chirurgicales, les scarifications etc... (Tout ce qui a été perçu comme très dangereux par le cerveau « primitif » peut déclencher le mode Pause biologique).

En général les réflexes biologiques se désactivent spontanément sans séquelles dans la majorité des cas. Selon son expérience sur la base de centaine de cas, le Dr Hadlock affirme que seulement 5% des Parkinsoniens présentent un tableau de Pause ou de Dissociation biologique ; tandis que 95% utilisent la « l'auto-induction ».

Le plus souvent le malade consultera pour un trouble rebelle, il ne se souviendra pas forcément immédiatement des causes qui l'ont mis en route. Mais son corps garde en mémoire les traumatismes subis dans le passé. Quand bien même ces souvenirs sont profondément cachés dans les fonds de l'inconscient, il est possible de les retrouver avec l'aide des techniques ci-dessous.

Pour déterminer si le malade est en pause ou en dissociation (biologique ou auto induite), Le Dr JH a mis au point une technique d'examen révolutionnaire : l'auto scanner corps entier ! Examen extraordinaire, rapide et gratuit : La visualisation mentale. Elle décrit la technique en détail dans le livre *Yin Tui Na* en téléchargement gratuit sur http://www.pdrecovery.org) Voyons cela.

2. La visualisation et l'imagination :

Le cerveau reçoit des tas d'informations sur l'état du corps. Chaque partie le renseigne en permanence sur sa position dans l'espace. C'est la proprioception.

Lorsque vous êtes assis devant votre assiette, vos yeux ne voient pas vos jambes sous la table, mais vous savez qu'elles sont là et vous pouvez même les « voir » dans votre esprit.

Cette capacité de voir mentalement les positions du corps et l'espace qui l'entoure s'appelle la visualisation. Le cerveau est capable de reproduire dans son écran mental toutes les images présentes dans sa mémoire. Chaque mot peut posséder plusieurs images graphiques statiques. Songez au nombre d'images qui sont mémorisées dans votre cerveau pour le mot « arbre ». Vous pouvez avoir du mal à imaginer ce nombre.

Lorsque la visualisation devient dynamique, le cerveau se sert de tous les sens pour imaginer un évènement. C'est comme un « clip » vidéo associant les images en couleurs, le son, et en plus les odeurs et les sentiments associés. C'est pourquoi cette partie du cerveau qui mémorise toutes ces sensations acquises s'appelle le cortex associatif.

En réalité le cerveau ne voit pas réellement la zone, l'image est construite mentalement en fonction des signaux qu'il reçoit de son corps et de l'environnement et de la base de données de sa mémoire. Il ne voit ni la lumière ni l'obscurité. Il imagine en fonction des données qu'il reçoit ou il les invente en fonction de ses désirs, ou il mélange les deux.

Apport de la visualisation pour le diagnostic

Si vous suspectez que le symptôme présenté est lié à un résidu d'un réflexe de défense incomplètement éteint vous essaierez de visualiser dans votre esprit la zone à problème.

La première étape est de s'assurer que vous avez bien compris en quoi consiste la visualisation. Il ne s'agit pas de voir avec ses yeux, il s'agit d'imaginer dans son esprit, la forme d'une partie du corps avec les yeux fermés. On ne cherche pas à faire une description anatomique précise mais de voir simplement une zone globalement avec ses contours et sa teinte. Ce que l'on voit dans son imaginaire ne correspond pas à l'état de santé du corps, on ne voit que ce son cerveau est capable de percevoir en provenance du corps.

1 S'assurer que vous êtes capable de visualiser en d'imaginant une zone saine de votre corps. Par exemple la main droite derrière le dos, ouverte les

doigts serrés en forme de salut, puis en écartant les doigts. Voyez-vous avec votre imagination les différences de position des doigts ?

2 Si vous êtes est capable de les voir, vous pouvez commencer votre auto scanner en visualisant la partie du corps que vous soupçonnez d'être à l'origine de la pause ou de la dissociation.

Décrire ce que vous voyez. Comment est cette image ? lumineuse, sombre ou colorée ; est-il plus facile de l'imaginer sombre que claire ou vice versa ? comment se comporte cette zone est-elle immobile ou vibrante ? est-elle stable ou présente-t-elle un ensemble de taches claires et sombres ?

La coloration de la zone n'est pas un signe sur l'état de santé de cette partie. C'est que cela peut être plus commode d'imaginer clair plutôt que sombre et vice versa.

Si vous n'arrivez pas à imaginer (ni lumineuse ni sombre) la zone à problème c'est que votre cerveau a délesté les signaux en provenance de cette partie de son corps. Il s'est dissocié de cette zone.

Vous pouvez alors essayez de visualiser en amont de cette zone. Par exemple si le problème et au pied commencer par imaginer le genou (sombre ou lumineux) puis descendre vers le pied. Noter si la lumière peut atteindre le pied ou s'il est plus facile d'imaginer le pied sombre.

On peut comme cela faire une analyse méthodique du corps entier, en partant de la tête et en balayant tout le corps à la recherche des zones sombres ou claires.

Souvenez-vous que la visualisation ne fait pas de diagnostic sur l'état de santé du corps physique. Elle renseigne sur l'état de votre cerveau. Elle permet de savoir si le cerveau s'est dissocié d'une zone du corps et a débranché les signaux qu'elle lui envoie.

Grace à cet autoexamen simple on va pouvoir déterminer s'il s'agit d'une dissociation (images floues, pesantes et immobiles, voire absence d'image) ou d'une « pause » (même types d'images mais tremblotantes, vibrantes. Souvent, l'individu en pause pourra avoir de son corps une vue de l'extérieur, comme s'il se voyait dans un miroir.)

3. L'Ami invisible

L'importance de cette relation parasociale a été mise en évidence par Dr. Andrew Newberg et son équipe qui a étudié les modifications du fonctionnement cérébral chez les religieux. Parler dans son imagination avec un Dieu aimant et avec qui on peux plaisanter stimule l'activité du thalamus et du striatum. Le simple fait de penser à lui stimule le striatum. À l'inverse si le Dieu est critique, rigide, vengeur le fait de converser ou de penser à lui stimule les côtés droit et gauche du cerveau dans les amygdales qui sont le siège des centres de la peur et de la rage.

Par extension, toute conversation interne avec un personnage invisible, en qui vous avez entière confiance et qui vous aime aura le même effet bénéfique sur votre striatum. Ce pourra être un membre de votre famille vivant ou décédé, un ou une amie, votre animal préféré, ou un totem ou un Dieu ou un personnage de roman…

Le dialogue avec l'Ami invisible stimule le striatum et permet d'être réconforté dans les moments difficiles. C'est une aide précieuse pour se sentir en sécurité.

Il est possible d'interroger l'Ami sur les questions qui préoccupent et souvent des réponses inattendues surgiront.

Utiliser la 3ème personne pour parler de soi dans le dialogue intérieur facilite la maîtrise des émotions.

12

L'ami vous appelle par votre nom et vous auditez la discussion comme un dialogue entre deux personnages extérieurs.

4. Silence de la pensée ; Psychointégration

« Fondée par Georges Pegand, il y a plus de quarante ans, la psycho-intégration est une méthode de focalisations sensorielles et motrices, qui utilise le système thalamique diffus couplé avec la formation réticulaire

pour obtenir l'équilibre psychique et l'harmonie neurovégétative. Cette méthode lui a été inspirée lors d'un séjour au Maroc, pendant la guerre, chez des moines qui pratiquaient le dikhr. Intéressé par cette méthode, qui est pratiquée chez les chrétiens sous les vocables de " Prière du cœur ", philocalie, hésychasme ou encore épiclèse, il découvre que les mystiques avaient réalisé les meilleures conditions de l'équilibre nerveux dans et par la prière. Il met au point un modèle neurocybernétique du comportement humain et expérimente ce modèle au C.H.U de Bordeaux et dans un centre d'infirmes moteurs-cérébraux. Encouragé par le Docteur Paul Chauchard.... »

Georges Pegand: La psycho-intégration - Silence de la pensée (© Éditions DésIris, 2000 Éditions DésIris ISBN 978-2-3640302-7-5

Grace à des techniques simples de focalisation de l'attention sur des mouvements, des sons, des odeurs, de la parole.... Le fonctionnement du cortex associatif se met en veilleuse et la conscience perçoit beaucoup mieux les signaux internes.

Cela permet de prendre conscience de souvenirs anciens associés aux sentiments généralement angoissants totalement inconscients mais qui peuvent s'activer lors de l'excitation de l'un des éléments associés au traumatisme. Un simple déclic peut réveiller le bloc de neurones qui gardaient en mémoire cet évènement en dehors du champ de la conscience.

Cette réintégration dans la conscience permet au patient de comprendre l'origine de ses angoisses, et facilite la perception de la situation actuelle où le danger a disparu. (D'où le nom de la technique : psycho intégration. Les neurones qui travaillaient en solo, sont maintenant perçus et réintègrent le royaume).

Je pense que le dialogue avec l'Ami invisible est une technique de focalisation qui permet de calmer le cortex associatif. Il ouvre la voie du dialogue intérieur et permet de trouver les relations entre les évènements traumatisants et les réactions du cerveau reptilien.

Un exemple d'exercice de focalisation motrice :

Allongé sur le dos bras le long du corps ou assis sur une chaise bras reposant sur les cuisses ; les yeux fermés ;

Inspirer lentement en fléchissant en même temps l'avant-bras sur le bras, la main touchant l'épaule en fin d'inspiration.

Puis souffler lentement la main revenant progressivement à la position de départ en fin d'expiration.

Cet exercice peut être couplé avec la vocalisation d'un mot pendant l'expiration. C'est le fameux « OMMM » des bouddhistes. Mais vous pouvez choisir un autre mot qui génère un son pouvant entrer en résonnance avec votre corps.

En effet la vocalisation entraîne des vibrations à partir des cordes vocales. Il s'agit donc d'un exercice à focalisations multiples.

Ces exercices provoquent une vacuité de la pensée qui facilite la prise de conscience des souvenirs. Il ne faut pas forcer le souvenir que vous aimeriez avoir. Il faut le laisser venir spontanément. Il viendra parfois rapidement accompagné par les sentiments que le traumatisme avait créé à l'époque. D'autres fois ce sera beaucoup plus long.

La Dr Hadlock propose le **Inn** Tui Na, mais en France il vous sera difficile de trouver des praticiens de cette technique. Vous pourrez utiliser toute technique qui entraîne une focalisation de l'attention. Lire à ce sujet le livret (Dominer son stress, calmer l'emballement de ses pensées) que j'avais écrit pour mes patients en1988 et qui est toujours valable (il y a depuis de nouvelles techniques comme l'EMDR qui semblent intéressantes, mais je reste persuadé que les techniques de Georges Pégand sont simples et supérieures)

Chapitre 4 Désactiver les différents tableaux

Désactiver le mode pause biologique.

C'est le type de pause le moins courant (moins de 5% des cas), qui perdure après une blessure grave incomplètement guérie. Selon l'expérience du Dr Hadlock les lésions siègent principalement au niveau de la tête, du cou et de la colonne vertébrale jusqu'au coccyx. Si le patient ne souvient de rien il fera un scan (en visualisation) en partant du crâne jusqu'au coccyx.

Il est possible qu'il n'arrive pas à visualiser une zone particulière, l'ensemble du corps étant sombre, agité et difficile à imaginer. L'agitation peut se percevoir au niveau de la zone qui a été traumatisée, certains la voient aussi dans le sacrum ou à la charnière cervico dorsale et quelques fois dans tout le corps.

Quelquefois il visualisera comme s'il était à l'extérieur de son corps, comme s'il se voyait dans un miroir.

Se voir depuis l'extérieur de son corps et/ou imaginer son corps sombre, lumineux ou bariolé et **agité ou tremblotant** est un signe de persistance du mode Pause

Pour éteindre cette réaction il est indispensable de se souvenir du traumatisme initial. C'est ce traumatisme qui a déclenché le processus avec son cortège de réactions dont la sensation de danger permanent. C'est la persistance de cette sensation qui maintien des éléments du réflexe de pause.

Un ami, un membre de la famille ou un thérapeute appliquera la technique de soutien Yin Tui Na décrite au chapitres 5 et 6 dans le livre, *Yin Tui Na : Hands-on Therapy for Traumatic Injury* (Annexe II), disponible en téléchargement gratuit sur www.pdRecovery.org ou à l'achat sur www.JaniceHadlock.com.

La zone blessée ou douloureuse sera soutenue, délicatement mais fermement, avec une force égale des 2 mains de sorte que la force appliquée est nulle. La séance peut durer une heure et le soutien n'a rien d'autre à faire que de soutenir. Sans aucune autre intention et très peu de paroles de sorte que le patient puisse se concentrer sur les sensations que lui envoi la zone soutenue.

Si vous confirmez que c'est bien ce traumatisme qui a été vécu comme un grave danger ; posez-vous la question « suis-je en danger de mort imminente ? »

Si la réponse est Oui c'est que vous êtes encore coincé dans la pause. Vous avez besoin d'être rassuré : « Vous allez bien, le traumatisme est ancien, la situation actuelle est sûre »

Reposez-vous la question et rassurez-vous si besoin jusqu'à ce qu'à ce que vous soyez persuadé qu'il n'y a plus de danger.

Cette étape est capitale, si vous n’arrivez pas à vous sentir en sécurité vous demanderez à votre Ami invisible si vous risquez la mort imminente. Et tant que vous, l’Ami invisible et le praticien ne sont pas tous d’accord sur le fait que la situation est sûre et qu’il n’y a plus de danger……. Il est inutile d’aller plus loin. Remettre à une prochaine séance. Il est possible que le traumatisme initial ne soit pas celui qu’on croyait. Mais à force de concentration avec l’imagerie cérébrale, le dialogue avec l’ami invisible ou toute autre technique de relaxation du cortex associatif, vous finirez par remonter à l’origine du problème.

Ce n’est qu’à partir du moment où vous serez persuadé que vous n’allez pas mourir dans les minutes qui suivent et que vous êtes en sécurité, que vous allez sentir le besoin de prendre une profonde inspiration et expirer de soulagement. C’est ce qui désactive la pause.

Reste 2 étapes pour réactiver les systèmes sympathique et para sympathique qui consistent à vaciller la tête et à frissonner le long de la colonne vertébrale.

Ces 5 étapes sont abondamment décrites dans les ouvrages du Dr Hadlock et notamment dans le chapitre 1 de la version 2022 *de stuck on pause*

Les 5 étapes pour désactiver la pause

1) Reconnaissance du traumatisme initial
2) Confirmation de la sécurité de l'environnement
3) Respiration profonde
4) Vacillement de la tête (bobble)
5) Frisson le long de la colonne vertébrale

Il peut être nécessaire de renouveler plusieurs fois cette opération pour désactiver définitivement le mode pause. Cela peut être dû à l'ancienneté ou à l'intensité du traumatisme ou à la difficulté, pour le cerveau méfiant du Parkinson, de se sentir en sécurité. La pause biologique s'éteint automatiquement dès que la situation revient à la normale, c'est-à-dire que les lésions sont stabilisées et ne présentent plus de risque vital et que le blessé constate qu'il est en sécurité dans un environnement sûr.

Il est aussi possible que les lésions du traumatisme initial ne soient pas stabilisées. Ce qui provoque, plus ou moins rapidement, la réactivation du mode « pause ». Cela peut être dû au fait que cette zone est dissociée et qu'elle n'a pas été réparée complètement. Il faut donc s'assurer de la réassocier avant de désactiver la pause.

C'est le seul moyen pour que le cerveau perçoive la totalité de son corps en sécurité.

Désactiver la dissociation naturelle

Il est normal et sain qu'une personne subissant une blessure très douloureuse dans un lieu hostile ou à un moment inopportun, supprime les sensations en provenance de la blessure le temps de se mettre à l'abri. C'est un reflexe inné qui a permis à de nombreuses espèces de survivre des millions d'années. Un randonneur qui fait une entorse grave de la cheville pourra marcher plusieurs kilomètres sans douleur pour rejoindre sa voiture. Un autre pourra courir pour se mettre à l'abri d'un danger mortel avec une jambe cassée !

Cette dissociation naturelle et automatique cesse lorsque la personne a atteint un endroit sûr ou si elle est prise en charge par des amis ou des professionnels de santé qui vont d'occuper de son cas. La douleur réapparaitra et l'organisme pourra mettre en route ses capacités innées de guérison. C'est pourquoi il est important de rassurer le blessé et de lui dire « vous êtes en sécurité, tout va aller bien... »

Si la dissociation persiste ou n'est que partiellement résorbée, la zone blessée risque de rester fragile, elle pourra présenter des douleurs, de la maladresse, des crampes, des troubles circulatoires, des champignons... En bref ce sera une zone bancale.

(Cette capacité de se dissocier de la sensation de douleur peut aussi être utilisé pour s'isoler de l'environnement au cours d'une action importante. (Lecture, travail...) c'est le cas des personnes qui n'entendent pas le téléphone ou les appels vocaux

lorsqu'ils sont concentré sur un travail ou une lecture ils peuvent même sauter un repas sans ressentir la faim habituelle...)

Tout comme pour la pause, la désactivation d'une dissociation naturelle commence par la recherche du traumatisme initial. Si le patient n'en a aucune idée. On lui demandera de rechercher une zone dissociée en visualisant son corps dans son imagination. On pourra commencer par les zones le plus fréquemment touchées (pieds, membres inférieurs, mains, crâne, colonne vertébrale...).

Lorsque le patient repère une zone difficile ou impossible à visualiser, le souvenir d'un accident sur cette zone peut revenir à la mémoire. Du fait que le cerveau a débranché cette zone il n'est plus possible de se la représenter mentalement car toutes les informations en provenance de cet endroit sont bloquées. C'est pourquoi le patient n'arrive pas à l'imaginer ou ne voit qu'une masse informe sombre (ou claire) et immobile.

La coloration sombre ou claire n'a pas de signification particulière, il s'agit d'une simple facilité pour le patient de construire mentalement son image en sombre ou en couleur.

Techniques d'aide à la réassociation.

1) technique de soutien de la zone traumatisée

Décrite dans le livre Yin Tui Na: Hands-on therapy for traumatic injury , Janice Walton-Hadlock Second edition (revised) 2018

ISBN 978-0-9979783-1-5 Published by Raja Books, Santa Cruz, California. En téléchargement gratuit à www.pdrecovery.org

La tenue manuelle de la zone traumatisée par un ami ou un thérapeute a un effet réconfortant et permet au cerveau du patient de **ressentir un haut degré de sécurité qui** est le facteur clé de la désactivation de ce réflexe.

Pendant la séance de Inn Tui Na qui peut durer jusqu'à 1 heure, le patient se détend et se concentre sur sa zone soutenue.

La désactivation peut se faire naturellement pendant la séance ou lors de la prise de conscience du traumatisme initial. Dans ce cas, si la zone n'a pas été réparée complètement, le corps va mettre en œuvre les réparations ce qui pourra réveiller des douleurs et gonflement à son niveau, et sa visualisation imaginaire sera possible.

2) technique de la lumière

Elle consiste à visualiser une lumière dans ou autour de la zone traumatisée.

- Si le patient ne voit pas la zone, qu'elle n'existe pas pour son cerveau imaginatif. Il va visualiser au plus près de la partie qu'il ne peut pas imaginer et essayer d'avancer progressivement vers la zone invisible. Ici encore, pendant cet effort de concentration, le souvenir du traumatisme initial peut surgir dans la conscience.

- S'il ne distingue pas la zone et qu'il voit à sa place une tache sombre et immobile, il va essayer de se concentrer sur la partie la plus sombre et imaginer qu'il envoie en son centre un rayon laser blanc pas plus gros qu'une lentille. Lorsqu'il arrive à voir un petit point de lumière au centre de la zone sombre il essayera de tenir ce point allumé en comptant jusqu'à 10 ensuite il laissera la lumière disparaitre. Il répètera l'opération par séries de 10 (en pensant à chaque fois qu'il est maintenant en sécurité) jusqu'à ce qu'il puisse éclairer la zone et que sa forme apparaisse. Cela peut être rapide ou nécessiter de s'y reprendre à plusieurs séances parfois des dizaines

- S'il peut voir sa zone mais qu'il la voit en mauvais état et si en plus elle douloureuse, c'est que les réparations qui n'ont pas été faites sont en cours. Pour accélérer il peut imaginer qu'il envoie une armée de cellules équipées des outils et des matériaux nécessaires pour la réparation.

Ces techniques de visualisations sont très puissantes. Parfois la zone qui était immobile devient agité. Cela signifie qu'une pause sous-jacente était masquée. Il faudra alors traiter comme une pause avec les 5 stades de la désactivation.

D'autres fois La zone qui se réassocie en devenant visible, légère et faisant bien partie de vous redevient sombre et immobile et lourde en quelques heures ou jours. Cela suggère qu'il s'agit d'une dissociation auto induite. Cela signifie que la personne a donné l'ordre à son cerveau de ne plus ressentir la douleur à cet endroit. Le cerveau obéit et il débranche la zone au moindre signal douloureux. Il attend de recevoir le contre ordre pour sentir à nouveau cette zone.

C'est ce l'on va voir ci -après.

Cas des dissociations auto-induites

Considérant la dissociation comme un aspect limité de la pause, ce qui suit concerne les deux états. Il s'agit des cas les plus difficiles à traiter.

Une personne découvre, souvent dans son enfance, qu'elle pouvait, par sa volonté, ne plus ressentir de douleur pour une partie de son corps. Une douleur qui entravait son activité l'a conduit à se répéter je me moque de cette douleur et je ne veux plus la ressentir et à un moment donné le cerveau obéit en déconnectant les nerfs qui transmettent le signal de douleur. Il peut s'agir aussi d'une douleur morale. Les informations désagréables ne sont plus écoutées et la douleur n'est plus ressentie.

La personne qui a réussi à s'engourdir au point de ne plus ressentir la douleur physique ou morale sera fière du résultat et elle en tirera un bénéfice immédiat. Elle pourra continuer à marcher malgré une foulure de la cheville par exemple ou ne plus être inhibée par des reproches incessants de la part d'un supérieur.

De plus cet état aiguise les facultés cérébrales liées à la vigilance et permet l'usage de la noradrénaline qui donne plus de puissance. Fort de ce résultat, elle aura tendance à utiliser cette faculté (normalement réservée aux situations à risque mortel) pour résoudre toutes les situations désagréables. Nous avons vu que lorsque la situation parait plus sûre, l'impala détale avec une vigueur étonnante. C'est à cause de l'utilisation de noradrénaline cérébrale qui permet de dépasser l'usage habituel de dopamine/cortisol. Par conséquent pendant la pause la personne est très réactive en utilisant la noradrénaline cérébrale, ce qui peut être un avantage dans la vie. Mais, dans le long terme ce mode de fonctionnement, qui peut se comparer à une automobile qui roule malgré le frein à main plus ou moins enclenché, en forçant sur l'accélérateur.

L'usage habituel du mode pause finira par épuiser les neurotransmetteurs cérébraux et les troubles du mouvement, spécifiques de la maladie de Parkinson, apparaitront. (Plus ou moins rapidement ; parfois après quelques décennies)

Cet usage fréquent va imprimer des circuits de fonctionnement cérébral qui deviendront de plus en plus prédominants.

Le problème c'est que le cerveau ne reconnectera le mode de fonctionnement normal que s'il reçoit l'annulation de l'ordre qu'il a reçu et s'il perçoit que la situation est sûre. Si la personne ne se souvient pas d'avoir fait cette demande il sera difficile d'atteindre le groupe de neurones qui bloquent les influx, qui sont enfouis dans le fond de l'inconscient et travaillent en obéissant consciencieusement aux instructions qu'ils avaient reçus de cette personne. Cette non réponse à la douleur est devenue un réflexe, une habitude gravée dans la mémoire à long terme.

La zone traumatisée ne cicatrise pas correctement et a un fonctionnement bancal qui diffuse autour d'elle.

Cela peut générer des douleurs de proximité et le cerveau réagit comme il en a l'habitude. Cela est nocif sur le long terme car le réflexe de survie naturel doit cesser lorsque le danger est passé, ce qui permet à la zone traumatisée de réparer les dégâts éventuels.

Tandis que le réflexe auto induit ne cesse que si la personne annule son instruction. C'est ainsi que la personne prend pour habitude d'utiliser en permanence ce réflexe de survie qui ne devrait être naturellement que temporaire. Les zones blessées cicatrisent mal, l'usage et la production de dopamine cérébrale est inhibé dans la zone du mouvement, mais la possibilité de sécréter des flashs de noradrénaline reste possible pour surmonter un obstacle. La sensation de danger imminent est quasi constante, ce qui entretien ce mode de fonctionnement. Cela va devenir un cercle vicieux malsain.

Cas d'oubli du traumatisme initial

La personne se plaint d'une douleur physique ou morale mais n'a aucune idée sur son origine.

Il faut donc commencer par la recherche du traumatisme initial en utilisant les mêmes techniques que pour la pause et la dissociation naturelles.

1) Séances de **Inn** Tui Na sur la zone suspectée.
2) Visualisation du corps à la recherche de zones « invisibles », « débranchées ».
3) Dialogue avec l'Ami invisible.
4) Séances de relaxation de type focalisation (psycho intégration... ou toute technique permettant le freinage du cortex associatif)

Il est possible de combiner ces techniques dans le même temps pendant la séance de Inn Tui Na. Il s'agit de la même démarche que pour la désactivation des réflexes biologiques.

Une fois qu'il est établi qu'il s'agit d'une pause ou d'une dissociation, si la personne se souvient d'avoir ordonné ce réflexe elle pourra décider de l'annuler. En constatant que la situation est sûre elle annulera l'instruction et elle désactivera la pause par les 5 étapes et/ou la dissociation par la lumière.

Si elle ne se souvient pas d'avoir donné une instruction, elle pourra constater qu'aujourd'hui la situation est sûre, elle n'est plus celle du jour du traumatisme. Si elle n'arrive pas à se sentir en sécurité elle demandera à son Ami invisible si la situation actuelle est sécurisée. Lorsque la personne percevra qu'elle n'est pas en danger de mort imminente la désactivation de la pause ou de la dissociation sera facile.

Mais si la personne s'était commandé d'ignorer la douleur, une rechute est possible sous l'effet d'une nouvelle situation désagréable qui active de manière inconsciente le groupe de neurones chargé d'exécuter cette commande d'ignorer la douleur.

Cas des rechutes.

L'annulation peut être difficile si ce réflexe auto induit est utilisé depuis de nombreuses années de façon inconsciente. L'usage de ce mode devient une habitude, un réflexe Pavlovien, et les vieilles habitudes sont tenaces.

Tant que le bloc des neurones qui gardent en mémoire à long terme l'instruction d'utiliser le mode pause dans les cas de douleurs (physiques ou morales) reste invisible, le mode pause ou la dissociation partielle seront mis en route dès l'apparition d'une nouvelle douleur ou de l'un des éléments accompagnant le déclencheur initial.

En effet, ce bloc de neurones en dormance, garde la mémoire de tous les détails qui ont accompagné le traumatisme initial avec l'instruction d'utiliser ce mode de fonctionnement. La survenue d'un seul élément circonstanciel du traumatisme initial peut activer la réaction automatique sans que la personne se doute du pourquoi.

C'est la raison pour laquelle une personne qui peut réussir à quitter le mode de mort imminente pendant quelques heures ou quelques jours, peut aussi rechuter au moindre problème.

Dans ce cas il est possible que le traumatisme découvert ne soit pas le traumatisme initial. Il faut donc continuer la recherche avec l'ensemble des outils : anamnèse, Inn Tui na, visualisation, dialogue avec l'Ami, focalisations sensorielle et motrice et tout ce qui peut permettre de retrouver le traumatisme initial.

Chapitre 5 Parkinsoniens médicamentés

La dopamine :

C'est un neuromédiateur majeur du fonctionnement cérébral, Il est fabriqué à partir d'un acide aminé présent dans de nombreux aliments la tyrosine qui est transformée en Ldopa, puis en dopamine dans les neurones. Cette dopamine est détruite par 2 enzymes aux noms rébarbatifs : (COMT et MAO). Les neurones qui la fabriquent sont concentrés dans 3 zones cérébrales avec des fonctions différentes : contrôle locomoteur et mémoire spatiale, motivation et impulsivité plaisir et récompense émotions, éveil et régulation du sommeil prise alimentaire, olfaction, régulation des comportements maternels et de reproduction.

Un déficit en dopamine dans la zone du mouvement a été mis en évidence dans la maladie de Parkinson. Ce qui explique l'usage généralisé des médicaments qui augmentent la dopamine cérébrale. Il s'agit de la Ldopa qui est le précurseur immédiat de la dopamine.

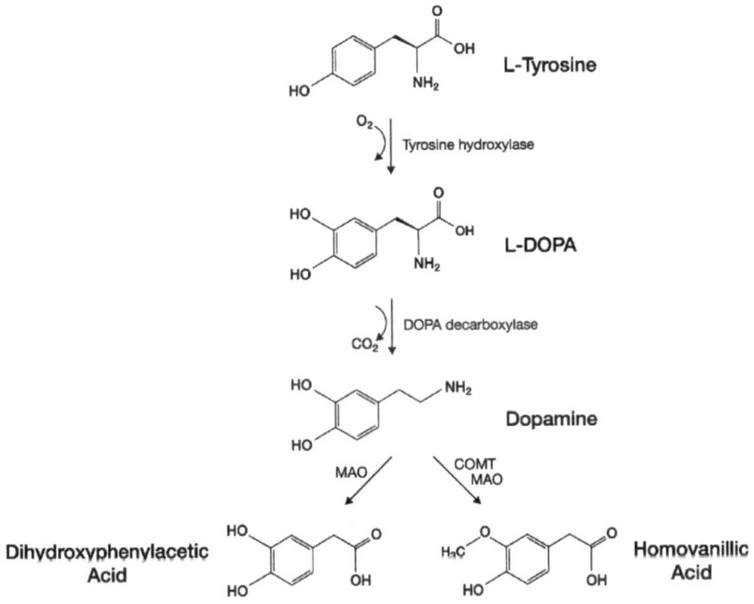

L-Tyrosine

O_2 — Tyrosine hydroxylase

L-DOPA

CO_2 — DOPA decarboxylase

Dopamine

MAO — COMT MAO

Dihydroxyphenylacetic Acid

Homovanillic Acid

La Ldopa est commercialisée sous les noms de Modopar, Sinemet, Stalevo et de nombreux génériques : Levodopa/carbidopa /entacapone, Duodopa, Corbilta, Levodopa bensérazide. La plupart de ces présentations incluent une molécule pour freiner la dégradation digestive de la Ldopa ou pour faciliter son passage à travers la barrière hémato encéphalique.

L'utilisation généralisée et sans retenue des médicaments dopaminergiques, si elle peut améliorer les symptômes de la maladie de parkinson (lune de miel de quelques mois à de nombreuses années), cela ne dure pas. L'augmentation progressive des doses pour conserver les effets conduit à l'apparition de complications graves telles les dyskinésies et l'addiction. De nombreux effets indésirables sont liés au rôle de la dopamine dans les processus émotionnels notamment dans le circuit de la récompense et dans les nombreuses fonctions corporelles citées plus haut.

En effet, pendant le mode pause, les neurones qui fabriquent la dopamine réduisent leur production au strict minimum nécessaire pour assurer les fonctions autres que la motricité volontaire. Ce niveau est autorégulé. L'apport de Ldopa externe va faire grimper le niveau intra cérébral avec un délai de plusieurs jours pour obtenir un dosage stable dans le cerveau. (ce qui permet une meilleure motricité) ; le système de régulation va freiner un peu plus la production de dopamine interne… C'est comme cela ces patients augmentent progressivement les doses de Ldopa pharmaceutique pour compenser la mise en veilleuse qui en découle. (Phénomène de rétroaction cybernétique décrit par Pégand)

Ces médicaments se présentent sous plusieurs dosages de Ldopa 50, 75, 100, 125, 150, 175 ou 200 mg. Le fabricant conseille d'augmenter progressivement la dose jusqu'à l'obtention du résultat espéré. Le problème est que si la Ldopa pharmaceutique passe facilement dans la circulation sanguine, elle a beaucoup plus de mal à pénétrer dans le cerveau et inversement elle mettra beaucoup plus de temps pour être éliminée.

L'équipe de Janice Hadlock, sur la base de leurs observations indique un délai moyen de 90 jours pour obtenir l'optimum de concentration intra cérébrale d'une dose prise régulièrement par voie digestive. Cela ne cadre pas avec notre époque où tout le monde est pressé. Prendre 50 mg de *Ldopa* pendant 90 jours sans aucun résultat .... Continuer encore avec 75 mg ... Qui aura cette patience ? le malade et le médecin ont tendance à vouloir une amélioration rapide.... D'autant plus qu'étant persuadé que la maladie est liée à la mort des neurones qui fabriquent la dopamine il faut donc compenser rapidement par un apport extérieur important !

La dopamine dans le modèle du Dr Hadlock

On considère les symptômes de parkinson idiopathique comme un résidu d'un réflexe de survie (pause) pas ou mal désactivé. Le cerveau reptilien avait jugé que la situation était grave, mettant la vie en danger, il ordonnait aux neurones du striatum de réduire la production de dopamine pour la motricité afin de favoriser l'immobilité.

La production sera limitée aux besoins vitaux, avec la possibilité de fabriquer de la noradrénaline en cas d'urgence. (Notez que la noradrénaline est synthétisée à partir de la dopamine, ce qui montre que les neurones producteurs de dopamine ne sont pas morts et peuvent être réactivés en cas de besoin urgent.)

Si le cerveau ne se sent pas en sécurité et ne désactive pas complètement ce réflexe, il va fonctionner avec un taux de dopamine minimum et beaucoup de neurones dopaminergiques resteront en dormance. Lorsque la Ldopa pharmaceutique fait grimper le taux de dopamine cérébral, la régulation du reptilien va inhiber un peu plus de neurones dopaminergiques pour maintenir la réaction de survie. (Autorégulation neurocybernétique de Georges Pégand) .

Ce phénomène naturel et automatique va entraîner une compétition chronique entre le centre régulateur qui veut limiter la motricité et le parkinsonien qui veut bouger. Voilà le cercle vicieux qui conduit aux surdosages et aux dyskinésies et qui ne résout pas le problème de fond...

Effets de la Ldopa sur un non Parkinsonien

Nous disposons de l'étude du neurologue Oliver Sacks sur 200 cas de malades non parkinsoniens (encéphalites léthargiques) traités par la Ldopa dans les années 1970. Elle montre clairement que chez les non Parkinsoniens la Ldopa se comporte comme une puissante drogue addictive.

Les Parkinsoniens idiopathiques sont protégés en grande partie de cette addiction parceque leurs centres du striatum inhibent le système dopaminergique des neurones de la zone du mouvement. Non seulement la fabrication est réduite au minimum, mais encore il est très probable que les systèmes de transport soient également freinés.

Mais lorsque l'inhibition est levée les neurones reprennent progressivement la fabrication de dopamine selon le réglage naturel. La Ldopa pharmaceutique mettant 90 jours pour disparaitre les effets du surdosage et d'addiction arrivent !

D'autre part si le patient arrête complètement la Ldopa et qu'au bout des 90jours sa production naturelle n'a pas encore atteint le minimum requis il va se retrouver complètement gelé avec impossibilité de récupérer du fait de la lenteur du passage de Ldopa en intra cérébral.

C'est pourquoi le sevrage de Ldopa ne doit pas se faire sans une surveillance attentive par des gens compétents.

Médicaments utilisés en France en 2021

NeuroTransmetteur	Mode action	DCI	Nom commercial
Acétylcholine	Antagoniste des récepteurs M1	Bipéridène	Akineton
		Trihexyphénidyle	Artane ; Parkinane
		Tropatépine	Lepticur
Dopamine	Précurseur	Ldopa + benérazide	Modopar ;
	Précurseur	Ldopa + carbidopa	Sinemet ; Duodopa
	IMAO	Rasagiline	Azilect
	IMAO	Sélégiline	Dépreny l ; Emsam
	IMAO	Safinamide	Xadago
	ICOMT	Entacapone	Comtan ; Entacapone
	ICOMT	Tolcapone	Tasmar
	Précurseur	Ldopa+carbidopa+entacapone	Stalevo
	Agonistes	Apomorphine	Apokinon ; Dopaceptin ; Apomorphine
		Bromocriptine	Parlodel
		Lisuride	Retiré du marché
		Pergolide	Retiré du marché
		Piribedil	Trivastal
		Pramipexole	Sifrol ; Oprymea ; génériques
		Ropinirole	Adartrel ; Requip ; génériques
		Rotigotine	Neupro (transdermique)
Glutamate	Antagoniste des récepteur NMDA	Amantadine	Mantadix ; Symnetrel ; Amantadine

Il existe des molécules qui empêchent la dégradation de la dopamine ce sont les inhibiteurs de la monoamine oxydase (IMAO) et de la catéchol-O-methyltransférase (COMT). Et des médicaments qui imitent l'action de la Ldopa (agonistes) avec des effets secondaires moindres. Mais tous ont des effets indésirables qui ne sont pas anodins

Bien entendu les patients utilisent également d'autres médicaments pour soulager d'autres problèmes. Soulignons les somnifères de la famille des benzodiazépines sont tous plus ou moins addictifs ainsi que les médicaments psychotropes et anti vomitifs.

Ce qui donne une idée de la complexité des dérèglements des autorégulations cérébrales qui sont programmées avec une précision très fine et qui sont modifiées par un torrent de chimie pharmaceutique ou récréative. En parlant de récréative je vise les drogues de rue illégales ET l'usage légal des opioïdes anti douleur et des dérivés du cannabis qui sont en train de prendre leur part du marché légal. Les boutiques qui vendent du « cannabis thérapeutique » poussent comme les mauvaises herbes.

Le sevrage de L-dopa

Devant les résultats catastrophiques des patients qui ont réussi à désactiver la pause sans pouvoir arrêter la Ldopa, l'équipe du Dr Hadlock a décidé de ne plus prendre en charge les Parkinsoniens médicamentés. Cependant un certain nombre de malades ont pris l'initiative du sevrage et ont noté leur façon de procéder. L'étude de leurs dossiers a permis plusieurs constatations :

1) **Le rythme idéal de diminution** de la Ldopa consiste à réduire de 10% la dose en cours tous les 3

mois. En cas de besoin la réduction de 10% peut se faire sur plusieurs jours.

Exemple : Jour 1 100mg réduit à 90mg
Jour 90 90mg réduit à 81 mg
Jour 180 81 mg réduit à 72 mg etc…
10% arrondie à chaque fois.

C'est très long et nécessite la tenue sérieuse d'un cahier ; mais ça met à l'abri des complications gravissimes.

En tous les cas, je le répète, n'arrêtez pas vos médicaments sans l'accord et le suivi de votre médecin traitant.

2) L***es symptômes du sevrage***

1. La diminution de la dopamine dans la région limbique peut provoquer peur, rage, tremblements, nausées, hypersensibilité à la température, au son, à la lumière, le toucher, l'odorat et le goût ; resserrement des muscles (comme en cas d'hypothermie [trop froid]), et la lenteur des mouvements ; insomnie, paranoïa et incapacité à penser avec réflexion.

2. Une carence en dopamine dans le lobe frontal peut entraîner une carence en neurotransmetteurs du lobe frontal (NE et 5-HT), conduisant à la dépression, mauvaise humeur, incapacité à penser clairement et manque de concentration et de volonté.

3. Le manque de dopamine dans la zone motrice empêche ou ralentit le mouvement, réflexes, fonction d'équilibre et pensée intégrée.

3) Symptômes déroutants : la réduction des médicaments peut ressembler à la MP

Une question courante que se posent les patients est : « Suis-je en train de subir des retraits (symptômes de sevrage), ou est-ce le vrai visage de ma maladie de Parkinson ? »

Les tremblements, la lenteur des mouvements ou de la parole, l'anxiété ou la dépression sont des symptômes pouvant survenir dans la maladie de Parkinson en raison d'une carence en dopamine.

Ils peuvent aussi survenir en réponse à l'abus et au sevrage de certains médicaments.

Cela signifie-t-il que certains symptômes de la maladie de Parkinson liés à la dopamine sont similaires aux symptômes du sevrage des drogues illégales ? **Oui**.

Quand un cerveau de toxicomane est dans un état de carence en dopamine, son corps peut développer des symptômes qui imitent en partie la maladie de Parkinson.

Étant donné que les médicaments antiparkinsoniens peuvent dépasser de beaucoup la limite de sécurité de dopamine, initiant ainsi une dépendance, les médicaments que votre médecin vous donne peuvent produire des symptômes de dépendance et des symptômes de sevrage lorsqu'ils diminuent.

La meilleure façon de savoir si un symptôme ne mettant pas la vie en danger est dû à la réduction du médicament (le sevrage) ou à la MP c'est d'attendre trois mois avant d'apporter d'autres modifications au dosage des médicaments.

Les effets de la réduction de la drogue et les symptômes de sevrage commenceront à s'atténuer après environ trois mois ; tandis que les symptômes de la maladie de Parkinson ne le seront pas.

Chapitre 6 La médecine traditionnelle Chinoise

Le Dr Hadlock est une praticienne de médecine traditionnelle Chinoise. Elle a découvert dans les vieux livres de médecine Chinoise l'existence du mode de fonctionnement lors de la mort imminente et elle a fait le rapprochement avec ce qu'elle appelle le mode « pause ».

De plus sa perception sensorielle de la circulation d'énergie sous/cutanée lui a permis de détecter des troubles de la circulation de l'énergie au niveau de la jambe.

C'est donc un outil supplémentaire pour suspecter la persistance d'un mode « pause ».

En fin de compte dans la dernière version en 2022 de *stuck on pause,* elle admet que la correction de ces troubles par acupuncture ne résout pas le problème.

Qu'il s'agisse d'une pause biologique, d'une pause auto-induite ou d'une pseudo pause, il s'agit d'une condition excessive. Sa véritable origine est presque toujours le déplacement des os et / ou des tissus mous, ou d'être resté coincé dans le *schéma mental* de la peur de la mort imminente, peur de la douleur physique ou émotionnelle atroce, ou dissociation mentale d'une blessure : habitudes mentales, habitudes de réacheminement du circuit cérébral.

Ni les os déplacés ni les schémas mentaux puissamment auto-induits ne peuvent être désactivés avec des aiguilles d'acupuncture, des moxas ou des herbes.

La désactivation du mode « pause » ou d'une dissociation sont les seules méthodes efficaces.

Cependant l'acupuncture peut être utilisée dans les cas de blocage de la circulation énergétique par des cicatrices.

La technique utilisée pour percevoir la circulation d'énergie est expliquée dans les ouvrages « Tracking the dragon » et « Hacking Chinese medecine » en vente sur le site https://janicehadlock.com/

Un extrait expliquant la technique des aiguilles pour contourner les cicatrices est téléchargeable gratuitement sur le site :

https://pdrecovery.org/wp-content/uploads/2020/09/scar-tissue.pdf.

Chapitre 7 les autres méthodes de traitement.

En ce qui concerne la maladie idiopathique, le seul traitement efficace et sans effet secondaire c'est de réinitialiser la régulation de la production de dopamine motrice en désactivant les résidus d'un mode de survie.

Pour les syndromes Parkinsoniens induits par les drogues, il est plus sage d'arrêter les drogues si c'est possible. Si ce n'est pas possible, essayer de diminuer au maximum le produit incriminé et supporter ses effets.
Les régulations neurochimiques sont complexes et très fines. Tenir compte des délais de passage hémato-encéphalique....

Si la majorité des maladies de Parkinson sont idiopathiques, il reste que chaque cas est un cas individuel avec ses propres caractéristiques. Vous pouvez et devez pouvoir discuter avec votre médecin des avantages et des inconvénients des méthodes de traitement et surtout des résultats obtenus sur le moyen et le long terme.

Annexe1 Communications entre les neurones

Le corps humain est comme un immense royaume peuplé de milliards d'habitants. Ce sont les cellules qui se regroupent en tribus fonctionnelles : les tissus (cutané, cardiaque, pulmonaire, vaisseaux, foie etc…) Chaque groupe de cellules a un rôle et des taches a exécuter pour la survie de l'individu et de l'espèce. La gestion de toutes ces cellules est assurée par le cerveau. Le cerveau envoi ses directives par l'intermédiaire des nerfs. Ces neurones ne sont pas de simples filaments conduisant des impulsions électriques passant de cellule en cellule jusqu'à la destination finale. On peut les comparer aux commutateurs numériques à plusieurs entrées et plusieurs sorties (multiplexeurs et démultiplexeurs) qui permettent aux box internet de recevoir toutes les chaînes TV, radio, sites internet … Avec un seul câble. Le cerveau a des centaines de box et des milliards de neurones… !

Les neurones cérébraux communiquent entre eux avec des neurotransmetteurs, (neuromédiateurs : Gaba, Glutamate, sérotonine, acétylcholine, dopamine, épinéphrine etc…) Ces substances chimiques qu'ils fabriquent et vont passer vers un autre neurone, au niveau des synapses, présentes dans de nombreuses dendrites. (Les dendrites sont des excroissances du neurone qui vont entrer en contact avec un autre neurone. Les synapses sont la zone de contact entre deux dendrites de deux neurones.) le neurotransmetteur passe d'un neurone à l'autre en traversant la synapse pour se fixer sur un récepteur spécifique du neurone suivant pour lui transmettre une instruction spécifique.

(image Wikimedia Commons)

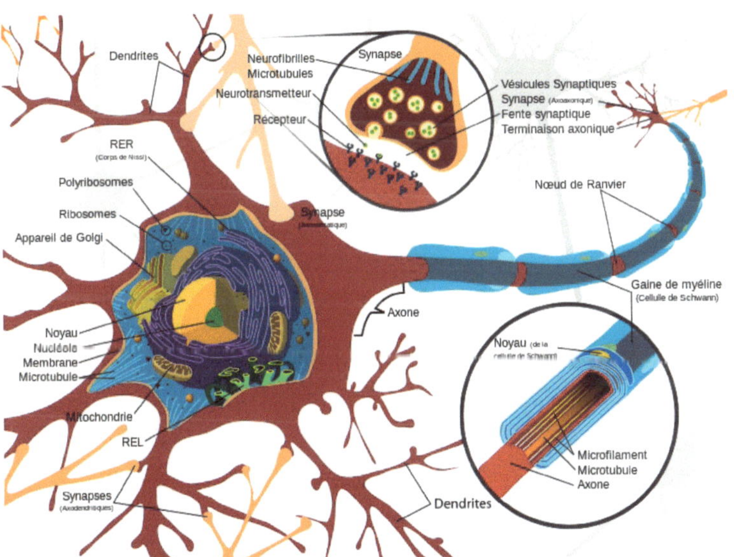

Le neurotransmetteur est escorté par une protéine spécifique qui assure son entrée dans le neurone suivant pour rejoindre un récepteur spécifique. Lorsque le transfert est réussi les autres molécules du même genre présentes dans la fente synaptique sont dégradées et recapturées par le neurone émetteur pour un usage ultérieur.

Chaque récepteur a un rôle sur la destination de l'influx et ses effets complémentaires. Les chercheurs ont trouvé 5 types de récepteurs pour la dopamine et ils en trouveront certainement encore.

Le tableau extrait du livre « Neuro-psycho-pharmacologie » de la Société Française de Pharmacologie et de Thérapeutique et du Collège National de Pharmacologie Médicale, coordonné par R. Bordet, L. Carton, J. Deguil, T. Dondaine. © 2019 Elsevier Masson SAS

Tableau 4.1. Sous types de récepteurs à la dopamine : signalisation, distribution et rôles fonctionnels.

Sous-types de récepteur		Signalisation	Distribution	Effets physiologiques
Sous-famille D1	D1	Gs ↗ AMPc	Hippocampe, striatum, noyau accumbens, hypothalamus, substance noire *(pars reticulata)*, tubercule olfactif et cortex frontal et temporal	Locomotion Processus de récompense Processus cognitif
	D5	Gs ↗ AMPc	Principalement noyau sous-thalamique	Locomotion Processus cognitif
Sous-famille D2	D2	Gi ↘ AMPc	Noyaux gris centraux, septum, aire tegmentale ventrale et noyau accumbens	Locomotion +++ Processus de récompense Processus cognitif Lactation
	D3	Gi ↘ AMPc	Bulbe olfactif et noyau accumbens	Locomotion Processus de récompense Processus cognitif
	D4	Gi ↘ AMPc	Cortex frontal, hippocampe	Locomotion Processus de récompense Processus cognitif

« À tout moment, des dizaines de neurotransmetteurs communiquent différents types d'informations à différentes cellules. Nous avons des axones communiquant avec les dendrites, des cellules gliales communiquant par des ondes de calcium, de la substance blanche favorisant la communication entre différentes zones de matière grise, des hémisphères droit et gauche communiquant constamment les uns avec les

autres, et il existe même des formes discrètes d'oscillation neuronale qui peuvent aider à synchroniser l'activité globale du cerveau » (A. Newberg & M.R. Waldman)

Annexe 2 Les autorégulations biologiques

Comme le montre George Pégand, Les fonctions des organismes vivants sont construites sur le modèle cybernétique. Cybernétique vient du Grec ancien qui signifie « gouverner ». Maintenir le cap d'un bateau à l'aide du gouvernail qui corrige les déviations à bâbord par de petites touches successives jusqu'à une légère déviation vers tribord et vice versa. En biologie (comme en mécanique) c'est l'étude des mécanismes de communication et de régulation. Nous avons vu que le « gouverneur » c'est le cerveau et qu'il communique grâce à des neurotransmetteurs et nous allons voir qu'il régule par rétro- action (Feed back des Anglo-saxons) en fonction des informations qu'il reçoit et du but qu'il s'est fixé.

Les autorégulations biologiques ressemblent un peu au pilote automatique des avions modernes. Les fonctions de base sont assurées par les rétroactions informatiques ; Mais le commandant de bord peut reprendre la direction des opérations.

D'une manière générale, une fonction doit aboutir à un objectif préétabli. Si l'objectif n'est pas atteint le gouverneur insiste dans sa demande. Si l'objectif est atteint il freine. Prenons l'exemple de la production de cortisone : le centre régulateur se trouve dans le cerveau primitif qui contient tous les programmes génétiques nécessaires aux fonctions. Le programme génétique prévoit une dose minimum et une dose maximum de cortisone dans le sang en fonction des moments du jour ou de la nuit de repos ou d'action.

Des capteurs informent le cerveau sur les besoins du moment et sur le taux de cortisone circulant. Lorsque la cortisone en circulation sort des limites imposées par le programme le cerveau donne l'instruction de réduire ou d'augmenter la production afin de rester dans les limites fixées par la génétique.

Ceci explique que lorsqu'un traitement par de forte doses de cortisone pharmaceutique se prolonge, le « gouverneur » va réduire la production de cortisone des glandes surrénales pour rétablir l'équilibre. Ce qui nécessitera un arrêt progressif des médicaments pour laisser le temps aux glandes surrénales de reprendre le travail naturel.

En ce qui concerne le mode « pause » Le programme d'urgence en cas de danger mortel consiste à faire le mort tout en restant hyper vigilant sur les possibilités de fuite... Pour cela la sécrétion de dopamine est au strict minimum. Si le cerveau détecte un taux de dopamine trop haut (apport de Ldopa pharmaceutique), il va mettre au repos un peu plus de neurones producteurs de dopamine et augmenter la production de MAO et de COMT (enzymes destructeurs de dopamine). Jusqu'à ce que le taux de dopamine soit dans la fourchette des valeurs prévues par le programme génétique du mode « pause » pour la zone du mouvement et dans les valeurs prévues pour les autres fonctions de ce neurotransmetteur.

Ceci explique pourquoi plus de Ldopa est absorbée et plus la période d'imprégnation est longue, plus le cerveau aura chamboulé son système de régulation. Et plus longue et difficile sera la phase de récupération.

Bibliographie

Abraham Lieberman - 100 Questions & Answers About Parkinson Disease -Édition en Anglais

Andrew Newberg Mark Robert Waldman - Les mots peuvent changer votre cerveau -Édition en Anglais

Alain Vitiello – Dominer son stress, calmer l'emballement de ses pensées

Alvaro Pascal-Leone -(Neurologue de Harvard school) a montré que jouer 3 minutes au piano à 5 doigts modifie le débit sanguin dans des régions cérébrales spécifiques. Ceci a été mesuré **que la pratique soit physique ou purement mentale** !

Callow N. Roberts R. Hardy L. Jiang D. Edwards MG *De face. Hum.* Améliorations des performances grâce à l'imagerie : preuve que l'imagerie visuelle interne est supérieure à l'imagerie visuelle externe pour les performances en slalom. *Neurosci.* 2013 ; 7 : 697 https://doi.org/10.3389/fnhum.2013.00697

George Pegand -, La psycho-intégration - Silence de la pensée Éditions DésIris.

V Kaasinen [1], E Nurmi , J Bergman , O Eskola , O Solin , P Sonninen , JO Rinne

Traits de personnalité et fonction dopaminergique cérébrale dans la maladie de Parkinson :;

https://pubmed.ncbi.nlm.nih.gov/11687621/

Kasia Kozlowska - La peur et la cascade de la défense : implications cliniques et prise en charge https://www.ncbi.nlm.nih.gov/pmc/articles/PMC4495877/

Oliver Sacks – L'éveil 50 ans de sommeil - Édition du Seuil

Oliver Sacks – Musicophilia - 2014 Éd Points

Olivier Walusinski - Bâillement en neurologie: une revue : https://doi.org/10.1590/0004-282X20180057

Moser, JS, Dougherty, A., Mattson, WI *et al.* Le discours intérieur à la troisième personne facilite la régulation des émotions sans engager le contrôle cognitif : preuves convergentes de l'ERP et de l'IRMf. *Sci Rep* **7** , 4519 (2017). https://doi.org/10.1038/s41598-017-04047-3

R. Bordet, L. Carton, J. Deguil, T. Dondaine Neuropsychopharmacologie - 2019 Elsevier Masson

Robert H. Lustig - The Hacking of the American Mind: *The Science Behind the Corporate Takeover of Our Bodies and Brains* - Édition en Anglais https://robertlustig.com/hacking/

Notes

www.ingramcontent.com/pod-product-compliance
Ingram Content Group UK Ltd.
Pitfield, Milton Keynes, MK11 3LW, UK
UKHW060400300726
14090UKWH00001B/47

* 9 7 9 1 0 4 1 5 0 5 0 3 6 *